IMPORTANT INFORMATION REGARDING YOUR HEALTH

Jorge Bordenave MD FACP

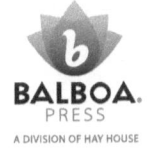

BALBOA
PRESS
A DIVISION OF HAY HOUSE

Balboa Press books may be ordered through booksellers or by contacting:

Balboa Press
A Division of Hay House
1663 Liberty Drive
Bloomington, IN 47403
www.balboapress.com
1-(877) 407-4847

Because of the dynamic nature of the Internet, any web addresses or links contained in this book may have changed since publication and may no longer be valid. The views expressed in this work are solely those of the author and do not necessarily reflect the views of the publisher, and the publisher hereby disclaims any responsibility for them.

The author of this book does not dispense medical advice or prescribe the use of any technique as a form of treatment for physical, emotional, or medical problems without the advice of a physician, either directly or indirectly. The intent of the author is only to offer information of a general nature to help you in your quest for emotional and spiritual well-being. In the event you use any of the information in this book for yourself, which is your constitutional right, the author and the publisher assume no responsibility for your actions.

Certain stock imagery © Thinkstock.
Any people depicted in stock imagery provided by Thinkstock are models, and such images are being used for illustrative purposes only.

ISBN: 978-1-4525-3581-4 (e)
ISBN: 978-1-4525-3580-7 (sc)

Library of Congress Control Number: 2011909813

Printed in the United States of America

Balboa Press rev. date: 1/17/2012

The purpose of this manuscript is to inform you about various important issues relating to your current health care.

As many are aware, people are growing older and we are living longer.
We are seeing an increase in rates of obesity and diseases directly related to our lifestyle choices that include:
 diabetes, heart disease, stroke, cancer and Alzheimer's disease, to name a few.

At the same time there is concern over the current financial condition of the Medicare and Medicaid programs, as well as the costs associated with private health insurance plans.

It often feels like there is decreasing coverage and increased out of pocket costs, in the form of deductibles, and co-pays. Many find themselves having to choose between paying for their medications or other necessities like food or utility bills.

Things will likely not improve anytime soon and may possibly worsen, simply because healthcare related costs continue to increase, the Federal healthcare budget is maxed out, and demand for healthcare related services continues to increase on a yearly basis.

These increases in healthcare expenditures are due to several factors.

1. The total numbers of elderly persons are increasing and many are living longer well into their '90's and even 100's. Many are also suffering from chronic diseases and illnesses that tend to be more costly to treat.

2. The development of new drugs and newer classes of medications takes a long time to develop and is expensive. Advanced medical technology is also very expensive. Both contribute in prolonging life and even curing medical conditions that only a few years ago had no treatment and poor prognosis.

3. In 2011, 7000 people a day turned 65, and are entitled to receive Medicare benefits. A total of 2.5 million additional new beneficiaries added to the Medicare program, just in 2011 alone.

4. We have been experiencing and treating a increasing wave of epidemics related to our lifestyle, that includes obesity and obesity related illnesses such as heart failure, high blood pressure, high cholesterol, diabetes, cancers, lung disease and others.

5. There is currently no adequate government policy aimed at solving the nations healthcare problem. A problem that will take significant time, bi-partisan agreement and some shared hardship and sacrifices.

And these are just some of the many factors that contribute to our Nation's increasing annual healthcare expenditures.

Facts on America's healthcare funding...

<u>Medicare</u> is the health insurance assistance program of the U.S. Federal Government for people over 65 years of age, and those suffering from kidney failure at any age.

There are different forms of Medicare.
Part A, covers hospitalization and some nursing homes.
Part B, covers doctor office visits and some tests.
Part C, also known as Medicare Advantage plan, is healthcare that is managed by provider health plans and managed care plans (HMO's).
Medicare Part D, helps covers prescription drugs.

Medicaid is a health insurance program, for low-income individuals, and is managed and funded by individual States with additional funding by the Federal Government. Each State sets the income qualifying standards as well as benefits. Both programs were passed into law in 1965.

In 1980, Medicare expenditures totaled $34 billion dollars, or 6% of total Federal spending (TFS) of that year. By 1990, Medicare expenditure was $107 billion (9% TFS), in 2000-$216 billion (12% TFS), in 2002-$257 billion (13% TFS) in 2004-$300 billion (13% TFS), in 2007- $435 billion (16% TFS), and in 2008-$600 billion (20% TFS). Again these are just

Medicare expenditures only.

In 2006, the Medicare prescription drug plan took effect to help with the cost of some common medications, which added another $49 billion dollars to the total Medicare expenditures of 2008 and which has continued to increase yearly since.

The breakdown of healthcare payments for the U.S. population is as follows: 35% is paid by private insurance, 34% is paid by the Federal Government (mainly in the form of Medicare), 13% is paid by the individual States (mainly in the form of Medicaid), 12% of comes from our own out of pocket payments, and the remainder, from other sources.

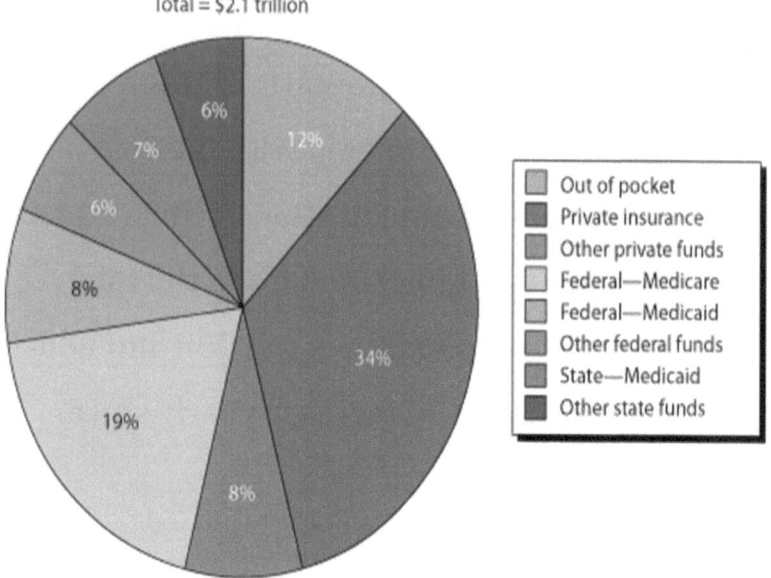

Total = $2.1 trillion

	Out of pocket
	Private insurance
	Other private funds
	Federal—Medicare
	Federal—Medicaid
	Other federal funds
	State—Medicaid
	Other state funds

Pie chart values: 12%, 34%, 8%, 19%, 8%, 6%, 7%, 6%

SOURCE: U.S. Department of Health and Human Services, 2009a, "Personal Health Care

Remember that the monetary figures mentioned previously are of Medicare spending only. When you add all the other payment sources just described that cover and pay for all medical expenses, the total final annual healthcare expenditure is even higher.

For example, in 2002, Medicare expenditure alone was $257 billion dollars. Add the other amounts spent to cover and pay for all healthcare costs that year, and the total expenditure on healthcare for 2002 was over $2 trillion dollars ($2,000, 000,000,000.00)!

No country in the world can continuously sustain these kinds of costs indefinitely. Without some form of compromise, reform and equitable solution, the U.S. will eventually become bankrupt.

We all need to be aware of this reality and work together to try to contain costs and preserve a functioning healthcare system. To believe that you are immune from healthcare reform and that none of this can or will affect you and your family is naive.

We don't have to become anxious, fearful or overwhelmed, but it is time for all of us, from physicians, other health care providers and patients and their families, to take more responsibility and become pro-active in maintaining our own, individual health.

Just four diseases are responsible for over 60% of all the expenses paid by Medicare. Four!
These diseases include diabetes, cardiovascular disease, asthma/chronic bronchitis (COPD) and depression.
Diseases and conditions that can be modified and controlled by simply changing our lifestyle!
Changing our lifestyle choices means improving the quality our nutrition, and

increasing our level of daily physical activity or exercise. It also means quitting smoking for those who smoke.

Changes that anyone can make, and which in the long term, is going to save you money by cutting down on the number of medications you take. It will also decrease doctor visits, improving chronic health conditions and most importantly, improve your quality of life.

A balanced diet and exercise, in addition to taking your medications, should be a routine and integral part of everyone's healthcare.

The importance of our food and the diet in the prevention and treatment of diseases cannot be overstated.

Food was used as one of the first

medicines, and has been used for over 5000 years, as an important part of ancient Indian medicine known as Ayurveda, as well as in traditional Chinese medicine. Both continue to be practiced today throughout many parts of the world.

Nutrition and disease.

The quality of food we have been eating as well as the amounts we consume has changed over the last decades. We have been eating more processed and refined foods that are loaded with calories, sugar and saturated fats. "Foods", very different from their original components in natural form.

Because of these dietary changes, we have gained weight and become a society suffering from an obesity epidemic, as well as obesity related diseases. Many of the most commonly occurring chronic illnesses being treated today, share in common a dietary and nutritional basis.

Our eating habits have also changed. We don't eat to live anymore, but rather we live to eat. And eat, and eat. It's as if eating, has become our favorite National pastime, and we forgot the reason for eating in the first place.

Many eat not to satisfy hunger, but rather to fill and satisfy a void. We use food as our lover, friend, drug, and as entertainment. Many people even eat without being hungry.

Now that we have recognized this, we need to change our bad eating habits.

You can start by eating fewer processed snacks and foods that are typically high in calories, fat and sugar.

Instead, try eating more natural, less processed foods. Try to eat more fresh vegetables, fruits, grains, beans and use olive oil instead of other types of oils. Choose all kinds of healthy, fresh, natural foods including lean meats, fish and free-range poultry.

Like changing any bad habit, it may take some getting used to and persistence, but begin today. Attempt just one change at a time.

Eat slowly.

It takes our brains about 20 minutes to think we are full. By eating slowly we consume less calories.

Drink plenty of water, as the neuro-signals for thirst, are similar to that of hunger and many times we feed ourselves when what our body really needs is water.

If possible, decrease the size of your plate. Eat smaller portions, throughout the day instead of large meals. Smaller sized food portions are used for energy, whereas the left over calories from larger meals get stored as fat.

By choosing healthier varieties of all macronutrients, there is no need to go hungry, starve, or restrict any particular type of food.
There are many helpful books and resources on this topic available to assist with your nutrition.

Exercise / physical activity.

The definition of exercise is: a strenuous physical or mental effort, especially used to maintain wellbeing or for the purpose of improving ones health status.

At the same time that we have been changing our dietary habits, we have also reduced the amount of exercise and physical activity we do on a daily basis. My personal opinion based on my practice experience, is that many of us are just plain lazy and comfortable with our current lifestyle. When I advise patients of the importance of daily exercise and request they incorporate it to their daily routine, it is amazing to hear the multitude of excuses and reasons given, as to why they can't. "I'm too old", "my legs, waist, hip or spine hurts". "I have arthritis", "I have no one that can take me to the gym" and my favorite, "I have no time." Favorite, because most of these patients are sedentary and just stay home and watch TV during their day.

Many may not recognize the importance of routine daily exercise and physical activity as being an important and essential component in the management of our health, in the treatment of diseases and in maintaining health and wellness.
Others may try exercising once or twice and quit for a variety of reasons. These may include; becoming easily tired or fatigued, experiencing muscle or joint pains, shortness of breath, generalized discomfort, and even boredom. Whatever the case may be, inactivity and a

sedentary lifestyle affect us all in terms of increased healthcare costs.

Each of us, individually need to become more motivated and proactive in caring for our own health.

It's the responsibility of each person and not your doctor, your health plan, your family or the government, to take care of our own health.

The heart attack you may get will be <u>your</u> heart attack. The stroke that you may get will be <u>your</u> stroke and <u>your</u> paralysis. The diabetes and its complications, like blindness and renal failure, will be <u>your</u> complications.

It won't be your doctor, or any of your family members who will feel the discomfort, the anxiety and uncertainty that will occur, if and when you happen to suffer from such a life changing healthcare emergency.

I sometimes wish patients could walk in my shoes or that of your own doctor so that you could see the condition of some patients who did not care, or bother to heed medical advice or recommendations. Patients who continued to eat too many of the wrong foods, who continued smoking and who chose not to do any exercise. Patients, many of who are now trying to re-learn the use of their speech and their limbs in rehabilitation centers or who have been left debilitated and paralyzed in nursing homes, bed bound all day long. This is no life, but it is the current reality of many who never imagined this possibility while being given friendly medical advice.

Most of us have the opportunity to take control of our own health, but we have become comfortable, complacent and satisfied with our current lives. We don't think about, or consider the possibility of something so tragic as a heart attack or stroke ever happening to us.

This is not meant as a scare tactic, but rather a wake-up call, to action and so that you make some lifestyle changes.

Exercise, is important, because just 15-20 minutes of daily exercise can control, improve and may prevent:
high blood pressure / insulin resistance /

diabetes / cholesterol / osteoporosis / weak heart muscle / angina / stroke / coronary artery disease / arterial inflammation / obesity / sleep apnea / it improves memory / slows dementia / can reduce the number of medications taken and provides many other beneficial health effects.

The only people who truly cannot exercise, are those confined to wheelchairs or with advanced neurological disorders. Everyone else can do a variety of different kinds of exercises, but many choose to look for excuses instead.

Prevention

The continued increases in the cost associated with treating chronic diseases, is changing the way medicine is practiced. We are moving away from the treatment of chronic disease, to the more cost effective practice of maintaining health and wellness, by preventing disease.

Since the early '1960s, the Federal Government and private health insurers have covered the costs of medical testing and the treatment of illness as they occur. A person lived their lives and had access to affordable medical care that included receiving medications and treatments when sick or ill.

Many developed chronic diseases as a result of lifestyle choices and some went on to develop complications of these diseases.

In the treating chronic diseases and their complications, is how we have been spending the majority of our limited health care resources. Resources used towards the end of the disease process, when it is more expensive, and difficult to treat and reverse disease, because of the longstanding damage already done.

Congestive heart failure (CHF), bronchitis/emphysema (COPD), pneumonias, and kidney failure are the most frequent diagnoses that patients are admitted to the hospital with.
All are chronic conditions that can be prevented, and whose severity can be lessened and in some cases even reversed with simple changes, saving hundreds of millions of dollars a year in healthcare costs.

<u>Each patient is an individual.</u>

Another change to the practice of medicine has to do with recognizing that each patient is a unique individual.

An understanding, that is not new but one that had been lost during the last decades of "one size fits all" practice of medicine.

I remember during my medical training, being taught that although patients may present with and suffer from the same medical condition or diagnosis, each required individualized care.

This is because of the individual differences such as: age, sex, weight, as well as genetic, metabolic and physiological make up. Factors which vary from one person to another.

We were taught to always take into account each persons' unique individuality, and needs, when formulating a medical management plan. This philosophy has sadly been lost in the United States, where everyone is treated equally, based on a series of regulations and guidelines.

Academic physicians and researchers formulate practice guidelines essentially dictating how medicine is practiced in the U.S. Some, then complain about rising medical costs, often blaming doctors themselves, for the escalating healthcare costs. Meanwhile, they continue issuing generalized management guidelines that apply to all, without taking into consideration the importance of individualizing treatment.
An antiquated practice of health care, that is fortunately, changing.

What is occurring is the development of a healthcare-model that is centered around each individual patient. One that takes into account the biological, psychological, spiritual, social and economic make up, as well as needs. All of these being essential components to achieve wellbeing and healing.

<u>Our commitment to you our patient.</u>

We are interested only in your wellbeing and in keeping you healthy.
We will work together to try to keep you well and healthy through regular medical checkups, counseling and education.
We will address any and all concerns you have, to the best of our ability.

In return all we ask is that you recognize
the importance of your diet and nutrition,
that you exercise regularly, and reduce risk
factors, such as smoking.
And please, try to take better care of
yourselves.

Several additional thoughts:

A. Participate in your own care .
Don't wait to have a health scare to then
start making healthy lifestyle choices.
I often treat patients who have no clue as
to why they were sent to me for evaluation.
No knowledge of their current medical
conditions, medical history, or even what
medications they take. Patients that give
the impression that they have no desire in
even being at the appointment.

Although sad, it is a common occurrence. It also indicates a type of patient that is more likely to not follow medical advice, take their medications as indicated or be proactive in their own health, and health care.

Your appointment with your primary care physician, provider or specialist, is the time and opportunity to talk with them to discuss any health concern you may have. It should be the opportunity to begin or continue an open dialogue.
Each person will have different concerns or questions about their health or illness. Patients, who are well informed, knowledgeable and familiar with their own medical conditions, and then use the time with the doctor to ask questions, are those

who tend to stay healthier and require less medications.

Most doctors are happy to explain and help educate patients. Many patients forget that one of the main roles of the doctor is to teach the patient and not just to prescribe medicines.

Ask.

Get comfortable, feel at ease and start that dialogue. Should your doctor not enjoy or have the time to answer your questions, choose another who will. Helpful doctors do exist and are the rule, not the exception.

B. Be proactive .

You need to have a more active role in your care. This cannot be stressed enough.

Your health plan, HMO, clinic and health providers take your health and wellbeing very seriously. Services offered and available to patients include: smoking cessation advice and workshops, 24 hour on-call nursing assistance, nutrition assessment, acupuncture, diabetes management classes, podiatry and diabetic eye exams, exercise and gym memberships, relaxation and meditation classes just to name a few.

The benefits provided by HMO's and available to all patients are many, but the rest is up to you. It is you that must take the initiative, and it is you that needs to get out your comfort zone and change any undesirable habits you may have.

You are also the only one capable of informing your health care team about any concerns you may have. Perhaps you have a discomfort or a healthcare related news issue of concern. Maybe you think you are taking too many medications, or perhaps you are feeling sad, withdrawn and may be depressed, whatever the concern, please let us know so we may provide help.

C. Reduce the amount of drugs taken.

It seems we've become a society addicted to and that resolves everything by taking pills, compounds and prescriptions. On average, the number of medications that you are taking is on the rise. Not only are the amounts of drugs we take on the rise, but the price you have to pay out of pocket is also rising.

According to a 2003 report, people over the age of 65 represent 13% of the population but use up 42% of all drug costs.

From 2000 to 2003, when it comes to healthcare related costs, there was a 44% increase in drug costs alone.

It is not difficult to find patients taking multiple medications, often without understanding or knowing why they are taking them. Many patients continue taking medicines meant to be taken for a short term, indefinitely for months or even years. If your provider doesn't explain the reason for the medication, it's up to you to ask. (This is part of what is meant by participating in your own healthcare).

On occasion, it is the doctors' poor judgment (myself included), for continuously prescribing the same medications. Many times we cave in to our patients' request for certain medicines and despite our best judgment, we continue to prescribe them.

Patients should also recognize that at other times, it is you, who may contribute to the medication overuse problem by believing you can't live without a particular medication.

Medications used to combat heartburn and gastritis is a good example of this.

Stomach acid suppressors come in various forms and are indicated for treatment of ulcers and relief of gastric acid reflux.

Typically, they are indicated for 6 to 8 weeks.

What frequently happens, however, is that after taking these medications for a few weeks, patients feel relief. As a result, many then just continue taking them indefinitely for fear that stopping them will cause a return of the symptoms. This is how the cycle of medication overuse and abuse begins.

What patients don't realize is that chronic use of this class of medications, changes and alters the normal acidity, bacteria, and microorganisms needed for a healthy digestion.

As a result, patients eventually develop symptoms of abdominal and digestive discomfort, similar to the ones that caused the start of treatment with these medications in the first place.

Antibiotics are another class of medicines frequently overused and abused, which can cause similar non-specific symptoms. Frequently, when we try to discontinue these chronically used medications, patients will offer a variety of reasons and excuses for not being able to stop them. Oftentimes becoming upset and even angry, for taking their "needed" medication away.

Please help us work with you, in reducing medications whenever possible.

<u>D. Know what medications you take.</u>
This is very important.

You could not imagine how many people don't know either the names or dosages of the medicines they are currently taking. Although it may be hard to remember and pronounce the names of most medications, patients should not rely on the names and doses being listed in your medical record. This is because patients are often seen by multiple healthcare providers and it takes time before all the medications are updated and listed correctly.

A simple solution that is recommended is for you to write down your current medications with the dosage and keep it with you at all times. Consider it as important as your driver's license or other identification papers, carried with you when you go out. Any unexpected situation where you need to go to a hospital or a new doctor and there is no immediate access to your medical record, at least one can get an idea of your medical history and current health conditions by reviewing the medications taken. It will also be available in situations of possible toxicity or adverse effects.

E. Stop Smoking.

If you smoke, now is time to try to quit. With a prevalence of 20%, smoking is the leading cause of preventable death in the U.S. More than 450,000 people die prematurely each year in the U.S. due to smoking related illnesses. Cigarettes contain toxins that contribute in causing cancer of the lung, tongue, throat, esophagus and bladder. It also causes an increase in the secretion of gastric acid and reflux.

Nicotine and other toxins accelerates atherosclerosis, promotes platelet stickiness and narrowing of blood vessels that leads to increased blood pressure. This vasoconstriction is responsible for heart attack, stroke, chest pain, arrhythmias, peripheral arterial disease, coronary spasm, and impotence.

Just one cigarette a day, is enough to increase cardiovascular events.

When you quit smoking, you save money, will have a better quality of life, live longer, have more energy, you won't smell like an ashtray and your risk of cardiac death is reduced by 36%.

Don't think that light or reduced tar cigarettes are less harmful. The chemicals and manufacturing process used to reduce the nicotine content can be as bad or even worse for your health.

Do not give in if you initially fail to quit smoking. Remember your brain is addicted and it may take several attempts before you are able to finally quit. Keep trying after each unsuccessful attempt.

After smoking for 15 years, it took me 3 attempts before I was able to quit for good. I enjoyed smoking when I did, but having quit years ago, I can tell you it feels much better to be a non-smoker.

F. Avoid unnecessary diagnostic tests.

As a cardiologist, I would like to state that there is no such thing as a routine cardiac stress test.

This test, like all medical tests have specific indications.

What has been occurring for years is an over-utilization of this diagnostic test by cardiologists, some primary care physicians and by patients who request and even demand it.

Cardiologists on occasion perform these tests not so much for the diagnosis of cardiovascular disease, but rather as a source of additional income. (I do not think there are many people who would be surprised by this).

At other times, healthcare providers may

have full patient loads and it is often easier and quicker to order tests.

Finally, in my experience, many patients just ask for this and other tests as if it were their yearly right to have, even in the absence of indication.

All of these have contributed in making cardiac diagnostic testing being disproportionately over utilized and become a significant source of wasted healthcare dollars.

What patients don't realize is the amount of false positives test results that can occur with this and all tests, especially when performed and interpreted by physicians who only have limited knowledge of the patient, which is frequently the case.

Patients are typically sent out to a diagnostic center for diagnostic testing. Tests are conducted by a different doctor or technician with the final test results then interpreted by yet another doctor. In the end, the patient has come in contact with multiple doctors, all of whom have had different and limited "glimpses" of the patient. Any abnormalities even if insignificant, will then typically lead to more testing.

Every week I see at least one patient in this situation. Patients without indication for stress testing who had a test anyway and despite no symptoms, and a low, pre-test probability of heart disease, ended up with an abnormal test result.
Now begins the process of continued

additional investigation that often requires more invasive testing.

What frequently happens is that we start treating the test result and not the patient. This is a very common situation.
Another factor to consider, is that many tests, especially these nuclear imaging scans, exposes the patient to varying, high levels of radiation.

Expensive, sophisticated technology has unfortunately replaced a good medical history and physical examination.
We have lost the art of asking, listening and examining the patient, in favor of testing. Many patients may think that the more testing, the better the care, but it's the exact opposite.

There is no test available, sophisticated as they may be, that can with certainty and without failure, detect, diagnose or exclude the conditions they are designed for.

Test results, should be used to confirm or exclude the tentative diagnosis established during a medical visit, never to make a diagnosis, which sadly has become a common reason for ordering these diagnostic tests.
Tests have their place and are beneficial when properly indicated.

Before you agree to any diagnostic tests, ask your physician why the test is needed, then ask yourselves what you will be willing to do should unexpected results occur.

G. Healthcare Fraud.

Healthcare fraud has become a multi-billion dollar business.

It is everyone's responsibility to be vigilant for scams and abuse.

Always remember to protect yourselves and protect your personal healthcare information.

Consider and treat your Medicare, Medicaid and health insurance cards the same way you do your credit cards. Nobody would give a complete stranger their credit card numbers or personal information and the same should apply to all your health care related cards. There are many current scams, in an attempt to get your Medicare and other health insurance information.

Be suspicious of any offers of free services, gifts or benefits, in exchange for any personal information. It is unethical, as well as illegal.

Guarding your medical and healthcare insurance information and being vigilant against healthcare fraud will hopefully help preserve the many healthcare resources available today.

For more information on how to protect your medical information, you can ask your physician, healthcare plan representative, senior service organizations like AARP, or you can go to Medicare.gov on the Internet.

To Your Health and Wellness

About The Author

Jorge Bordenave MD FACP, is in private and managed care practice in S. Florida. He specializes in Internal Medicine, Cardiology and Integrative Medicine.
He is a member of several National medical/scientific organizations including; the American Heart Association, American College of Physicians, NY Academy of Science and others.
He is a Clinical Assistant Professor of Medicine at FIU Medical College and Cardiology lecturer for Family Practice and Internal Medicine residents.

He is recipient of many awards, including the NCQA Heart/Stroke and Diabetes Recognition Award for Excellence in Patient Management 2007-2010, 2010-2013.

He is a certified dive medical examiner and the only S Florida physician to have successfully completed the NOAA physician dive program.

He has also authored 2 books on health and nutrition.

www.ingramcontent.com/pod-product-compliance
Lightning Source LLC
Chambersburg PA
CBHW030404290526
45785CB00004B/1900

INFORMACIÓN IMPORTANTE DE LA SALUD

Jorge Bordenave MD FACP

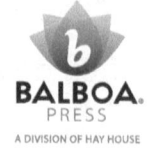

BALBOA.
PRESS
A DIVISION OF HAY HOUSE

El propósito de este informe, es para dar a conocer y educarlos sobre varios aspectos de su cuidado de salud.

Como se darán cuenta, muchos han alcanzado edades avanzadas y están viviendo por tiempo más prolongados. Al mismo tiempo estamos padeciendo de niveles inimaginables de obesidad y otras enfermedades directamente relacionadas a nuestro estilo de vida, como la diabetes, enfermedades cardiovasculares, cáncer, y enfermedad de Alzheimer.

Muchos también reconocen como está la situación con el Medicare, Medicaid y con los seguros y planes de salud. Cada día parecen cubrir menos y costarnos más, y en ocasiones es difícil de conseguir las medicinas y el tratamiento deseado.

Algunos se ven forzados entre comprar medicinas o pagar sus otras cuentas de alimentos u otras necesidades.

Las cosas no van a mejorar y posiblemente empeoren, simplemente porque hay límites en cuanto a las cantidades de recursos económicos disponibles para el cuidado de la salud. Recursos limitados, mientras que continúa aumentando las necesidades y demandas relacionado con nuestra salud.

Aumentos que se deben a varios factores.

1. Los números de personas mayores siguen creciendo. Estos números incluyen muchos que sufren de enfermedades crónicas que son mas costosas en tratar.

2. Parte de la razón por el aumento de la población de las personas mayores se debe

a las nuevas medicinas y tecnología médica costosa, que trata, alivia y hasta cura muchas condiciones que hasta hace solo pocos años atrás, no tenían tratamientos.

3. En el 2011, hubo 7000 nuevas personas enroladas en el Medicare, cada día, para un total de 2.5 millones de beneficiarios adicionales solamente en el 2011.

4. Estamos padeciendo de más enfermedades relacionadas a nuestro estilo de vida, como se ven con las epidemias de la obesidad y la diabetes.

5. No existe una póliza gubernamental adecuada, dirigida a solucionar este problema de la salud Nacional tan significante y tomará tiempo y acuerdos políticos que por lo menos ahora, no existe.

Estos son solo algunos de los múltiples factores que contribuyen a los gastos totales anuales utilizados para el cuidado de la salud, en los EEUU.

¿Quien y Como Se Pagan Estos Gastos ?

<u>Medicare</u>, es el programa de asistencia de seguro de la salud por el Gobierno Federal de los EEUU, para personas mayores de 65 años, y personas que sufren de fallo renal a cualquier edad. Hay diferentes clases o partes de Medicare.

La parte <u>A</u>, cubre costos de hospitalización.
Parte <u>B</u>, cubre visitas a los médicos y algunas pruebas.
Parte <u>C</u>, son los beneficios de Medicare, suministrado a través de planes de salud, de tipo HMO.

Parte <u>D,</u> es la porción de Medicare, que ayuda a cubrir medicamentos por recetas.

<u>Medicaid,</u> es un programa manejado y financiado por cada Estado individual con fondos adicionales otorgados por el Gobierno Federal y se basa no en edad como Medicare, sino en estado económico y necesidad, de los pacientes.

Ambos programas comenzaron a partir de 1965.

En el 1980, los gastos de Medicare fueron de $34 billones de dólares o el 6% de los gastos federales totales (GFT) de ese año. En el 1990, los gastos pagado solamente por Medicare, fueron de $107 billones (9% GFT), en el 2000, $216 billones (12% GFT), en el 2002, $257 billones de dólares (13%

GFT), en el 2004, 300 billones (13% GFT), en el 2007, $435 billones (16% GFT), y en el año 2008, $600 billones de dólares (20% GFT).

A partir del 2006, se introdujo el plan de prescripción de Medicare para ayudar con el costo de algunas medicinas comunes. Este plan de beneficio adicional, le añadió otro $49 billones de dólares a los gastos totales del Medicare en el año 2008.

Los pagos utilizados para el cuidado de la salud de las personas en los EEUU provienen de las siguientes fuentes.

Un 35% cubierto por seguros privados, 35% por el Gobierno Federal, 13% por los estados, el 12%, pagado del bolsillo del paciente, y el resto de otras fuentes.

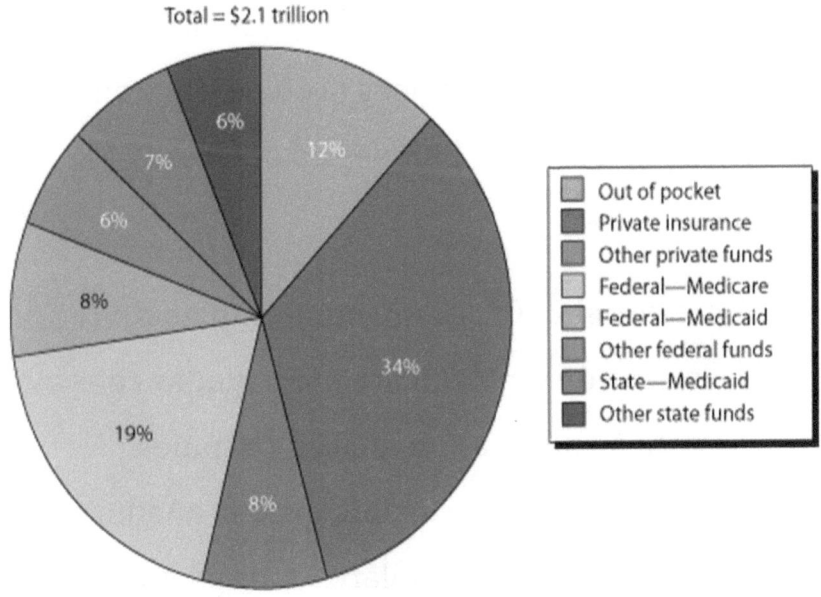

Total = $2.1 trillion

☐	Out of pocket
■	Private insurance
■	Other private funds
☐	Federal—Medicare
☐	Federal—Medicaid
■	Other federal funds
■	State—Medicaid
■	Other state funds

SOURCE: U.S. Department of Health and Human Services, 2009a, "Personal Health Care.

Recuerde que las cifras mencionadas anteriormente, corresponden solamente a gastos de Medicare. Añádele los gastos adicionales incurridos por las otras fuentes adicionales que pagan gastos de salud y se

darán cuenta de un número aún más alto, del dinero utilizado anualmente para el cuidado de la salud en los EEUU.

Por ejemplo, la cifra de los gastos del Medicare para el año 2002, fue de $257 billones de dólares. Ahora, añádele los demás gastos de salud de ese año, y se darán cuenta que el total de los gastos, en el cuidado de la salud para el 2002, fue de $2.1 trillones de dólares, ($2.100,000,000,000.00)! Ningún país del mundo, puede sostener esta cantidad de gastos en solo un sector, sin que eventualmente se quede en quiebra.

Por lo tanto, todos necesitan estar consciente de esto, porque aunque piense en lo contrario, los cambios inevitables que

se necesitarán implementar, si le afectarán directamente a usted y a su familia. Nadie se puede escapar de esta realidad.

Ahora que saben un poco de la realidad que enfrentamos en cuanto al costo del cuidado de la salud, es tiempo de tomar acción, para protegernos contra cualquier eventualidad. No tienen que tener preocupación, pero si es hora de que todos nosotros, desde los médicos y demás proveedores de salud, a los pacientes y sus familiares, tomemos más responsabilidad para mantener nuestra propia salud.

Solamente cuatro enfermedades son las responsables por el 60% de todo los gastos pagados por el Medicare. Cuatro!

Estas enfermedades incluyen la diabetes, enfermedades cardiovasculares, el asma/bronquitis crónica y la depresión. Enfermedades y condiciones que pueden ser modificadas o controladas simplemente cambiando nuestro estilo de vida!

Cambios en el estilo de vida que consisten en mejorar nuestra nutrición, hacer ejercicios y cambiar malos hábitos como dejar de fumar.

Cambios que cualquier persona puede realizar y que a largo plazo les va a ahorrar dinero por la necesidad de menos medicamentos y visitas a especialistas.

Mas importante aún, es que el control de sus padecimientos logrará mejoría en su calidad de vida.

Una dieta balanceada y ejercicios diarios, son iguales en importancia a las medicinas que toman y deberían formar parte integral de su cuidado médico.

La dieta, tiene un papel tan integral e importante en la prevención y tratamiento de las enfermedades, que se utilizó como una de las primeras medicinas. Desde hace más de 5000 años, ha formado parte de la medicina antigua de la India, conocida como Ayurveda, al igual que la medicina tradicional China, ambas de las cuales continúan en práctica hoy día por partes del mundo.

Nutrición y enfermedad.

La calidad y cantidad de las comidas que consumimos, ha cambiado. Comemos más comidas procesadas, refinadas, repletas de calorías, azúcar y grasas saturadas. Comidas que son muy diferente a su forma natural.

Comidas baratas, sabrosas, fáciles de adquirir y al alcance. Debido a estos cambios, hemos engordado y logrado niveles inimaginables de enfermedades relacionadas a la obesidad. El comer y la comida parece ser que se ha convertido en nuestro pasatiempo Nacional favorito. Para muchos, se les ha olvidado la razón del comer.

Estamos comiendo no para alimentarnos, sino más bien para llenar y satisfacer

nuestras faltas y deficiencias. Utilizamos la comida como amante, amigo, droga y entretenimiento para llenar un vacío.

Debemos de reconocer y de tratar de cambiar nuestros malos hábitos de alimentación.

Cuidarse la dieta, solo quiere decir que debemos comer menos alimentos procesados, endulzados, y fritos, todos los cuales son de bajo contenido nutricional, alto en calorías y que engordan y conlleva a enfermedades crónicas.

En vez, debemos de aumentar los alimentos naturales como las frutas, vegetales, habichuelas, granos y carnes o pescados, bajos en grasas saturadas.

Disminuyan el tamaño de las porciones que comen. Es mejor comer menos cantidad, más frecuentemente durante el dia, que llenarse con una o dos comidas al día. Coman la comida principal al medio día y algo ligero por la noche. De esta forma, puede quemar más calorías durante el transcurso del día.

Recuerden de comer despacio. El cerebro requiere unos 20 minutos para pensar que está lleno y sentirse satisfecho.

Tomen bastante agua, ya que las neuro-señales para la sed, son parecidas a las del hambre. Muchas veces comemos, cuando en realidad lo que necesitamos es agua.

No hay que pasar hambre, ni limitar ningún macronutriente, lo que si debemos de hacer es comer alimentos más

saludables y en menos cantidad durante el día.

Recuerden que la salud, el bienestar y la prevención de muchas enfermedades comienzan por la boca.

Ejercicio/actividad física

La definición de ejercicio es: un esfuerzo corporal o mental excesivo, especialmente realizado para mantener el bienestar o entrenamiento para mejorar el estado de la salud.

Mientras que hemos cambiado la calidad y cantidad de nuestra alimentación, hemos disminuido la cantidad de ejercicio y actividad física que hacemos diariamente.

Mi opinión es que nos hemos convertido en una sociedad de vagos. La mayoría de los pacientes que aconsejo siempre parecen tener una excusa o razón por la cual ellos no pueden realizar alguna forma de ejercicio. "Estoy muy viejo/vieja", "me duelen las piernas, la cintura, la cadera o la columna". "Estoy jorobada de la artritis", "no tengo quien me lleve hacer ejercicios" y mi favorito, "no tengo tiempo". Les parece a alguien que usted conoce?

Otros quizás no reconocen la importancia que tiene el ejercicio y la actividad física de rutina en relación con el cuidado de nuestra salud y en el tratamiento de enfermedades.

Otros intentan una o dos veces y lo dejan por razones variadas. Cansancio, fatiga,

dolor muscular y articular, sofocación, molestia, y el aburrimiento son común. Puede ser también que no vea cambio físico de inmediato, lo que cause que deje el ejercicio al poco tiempo.

Tenemos que ser un poco más motivados y pro-activos en el cuidado de nuestra propia salud. Es una responsabilidad de cada individuo, no del médico, su plan médico, su familia o el gobierno.

Recuerden que el infarto que le puede dar, será su infarto. La apoplejía que le puede dar, será su apoplejía y su parálisis. La diabetes y sus complicaciones de fallo renal, ceguera, serán sus problemas. Nadie, ni su médico, ni sus familiares sentirán la molestia, angustia e incertidumbre que

solo usted pasará al sufrir de tal acontecimiento.

Quisiera que ustedes pudieran tener la oportunidad de ver por mis ojos o los ojos de sus otros médicos, los individuos que no le dieron importancia o no hicieron caso a las sugerencias y no se cuidaron su salud. Individuos que seguían comiendo sin control, fumando, y sin realizar ejercicios.

Personas, que en la actualidad tratan de reaprender el uso de su habla, el uso de sus piernas y que se encuentran en centros de rehabilitación o paralizado en un asilo de ancianos en cama todo el día. Eso no es vida, pero es la realidad actual, inesperada, de muchos. Realidad que no se imaginaron cuando eran aconsejados.

Personas posiblemente como usted, con la oportunidad de tomar control de su propia salud, pero cómodos y satisfechos con sus vidas actuales y que piensan que algo parecido no nos puede suceder.

Vente minutos de ejercicios diario, es lo que se recomienda. El ejercicio diario controla, mejora y puede prevenir:

la presión arterial / la resistencia a la insulina / la diabetes / el colesterol / la osteoporosis / debilidad cardiaca / angina de pecho / infartos / enfermedades arteriales / inflamación arteriales / la obesidad / apnea de sueño / mejora la memoria / retrasa la demencia / reduce su número de medicamentos que toman, y muchos otros.

Los únicos que de verdad no pueden hacer ejercicios, son aquellos en silla de ruedas o con trastornos neurológicos avanzados. Todos los demás, pueden hacer una variedad de diferentes clases de ejercicios, pero buscan excusas para no hacerlo.

Prevención

Debido al aumento continuo en los gastos médicos anuales para el tratamiento de enfermedades, se está cambiando la manera de ejercer la medicina de una que trata las enfermedades, a una que formaba la tradición básica de la profesión, que consiste en el mantenimiento de la salud y el bienestar, y en la prevención de la enfermedad.

Se puede decir que el manejo médico en los EEUU en las últimas décadas ha consistido en el tratamiento de enfermedades y no en el cuidado y mantenimiento de la salud.

Desde su inicio en la década de los '60, el Gobierno Federal y las compañías privadas de los seguros de la salud, se establecieron para cubrir los gastos de los diagnósticos y tratamientos de condiciones médicas. La persona vivía su vida, recibiendo medicamentos y tratamientos al enfermarse.

Muchos desarrollaron enfermedad de forma crónica y algunos, complicaciones de la propia.

En el tratamiento de enfermedades crónicas y sus complicaciones, es como hemos estado utilizando la mayor porción

de los recursos económicos disponible para el cuidado de la salud. Tratamientos que ocurren al final del transcurso de las enfermedades, cuando es más costoso, debido a el daño ya establecido.

El fallo congestivo, la bronquitis/enfisema crónica y el fallo renal, son los diagnósticos que con más frecuencia se ingresan pacientes al hospital hoy dia. Todas forman parte de las enfermedades crónicas más comunes y costosas, al igual de ser condiciones reversibles y sujeto a la prevención.

La prevención es más eficiente que el continuado ciclo de tratamientos costosos. En la prevención, existen ahorros que podrán alargar los recursos del Medicare, Medicaid y contener el costo de los seguros

privados, al igual que se podrá lograr mejorar la calidad de vida de las personas, calidad a la cual no se le puede poner un valor económico.

Cada paciente es un individuo

Otro beneficio de la nueva filosofía relacionada con el cuidado médico, es el de reconocer a cada paciente como persona individual, y no como un enfermo.

Sentimiento que tampoco es de origen nuevo, pero que ha sido nublado y perdido durante las últimas décadas.

Recuerdo que durante mi entrenamiento médico, mis profesores hacían énfasis en el reconocer que aunque pacientes padecieran de la misma enfermedad, cada

uno debido a su edad, sexo, peso, función hepática y renal, composición genética, metabólica y fisiológica, eran completamente diferentes. Me enseñaron a ver a cada paciente como individuos, y que basara el cuidado médico, tomando en cuenta, las necesidades individual, de cada paciente. Algo que se perdió en los EEUU, durante las ultimas décadas, donde se trata a todos igual, basado en unas series de reglamentos, y guías.

Especialistas académicos formulan regulaciones y a su vez, regulan y controlan como se ejerce la medicina en los EEUU, y luego se quejan de los costos médicos en aumento. Muchas veces le echan la culpa a los propios médicos, mientras siguen formulando directivas, en la cual formulan tratamientos generalizados, para la

aplicación a todos, sin tomar en consideración las necesidades individuales de la persona a ser tratada. Para mí, algo muy equivocado, pero que por lo menos está siendo cuestionado hoy día.

Prevención y la individualidad, una combinación simple, que lograra mejorar la salud de muchos, sin necesidad de gastar un dineral.

El desarrollo del cuidado médico centrado alrededor de la persona y cuidado que toma en cuenta las necesidades particulares de cada individuo incluyendo las diferencias biológicas, sicológicas, espirituales, sociales y económicas, son factores esenciales que forman parte del bienestar, y la sanación.

Concepto innovador, pero concepto que es de beneficio para todos nosotros, los que participamos de la profesión del cuidado de la salud.

Compromiso a su salud y bienestar.
El compromiso que nosotros, su equipo médico, le hacemos a usted el paciente, es el de trabajar juntos para mantenerle por medio de chequeos de rutina, consejos y educación, su buen estado de salud.

En cambio lo único que les pedimos es que por favor, reconozcan la importancia y necesidad de usted mismo mejorar su nutrición, aumentar su nivel de actividad física y limitar o eliminar factores de riesgos como el fumar.

A continuación, varios consejos adicionales.

Participe en su propio cuidado

No espere a que sufra un susto de salud, para comenzar a realizar estos consejos.

Frecuentemente, como médico, nos encontramos con pacientes que no tienen idea de sus condiciones médicas, ni de sus medicinas y dan la impresión que no tienen ni deseo de estar presente en la cita médica.

Esto es triste pero más común de lo que se imaginan. Es indicación también de una clase de paciente que son más probables de no seguir los consejos médicos, tomar sus

medicamentos como indicados o de cuidarse su salud.

Puede ser indiferencia, aburrimiento o debido a variados estados de depresión, pero cualquiera que sea la causa, es una actitud que no es beneficiosa para todos aquellos que necesitan de los recursos de sus planes de seguros de salud.

Su cita con su médico primario o especialista es su momento y oportunidad de hablar con su médico para explicarle sus preocupaciones de salud. Debe de tomar esta oportunidad para comenzar y establecer un diálogo de salud.

Cada persona tendrá diferentes inquietudes o preguntas en cuanto a su salud o padecimientos. Personas que son más informadas, que estudian, leen y

tengan conocimientos básicos sobre sus padecimiento y luego utilicen el tiempo con el médico para hacer preguntas, son aquellas que las estadísticas indican que permanecen más saludables y tienden a utilizar menos cantidad de recursos médicos.

A la mayoría de los médicos no les molesta poder educar al paciente. A muchos pacientes se les olvida que uno de los papeles principales del médico, es el de enseñar al paciente y no solamente en recetar medicina.

Siéntase cómodo con su médico y haga preguntas.

<u>Sea proactivo</u>

Necesita tener un rol más activo en su propio cuidado.

Su plan de salud y clínica toma muy en serio su cuidado y les ofrece a sus miembros múltiples servicios de bienestar incluyendo; consejos y ayuda para dejar de fumar, cuidado de diabéticos, podiatra, oculista, pago de gimnasio, acupunturista, nutricionistas, masajistas, clases de relajamiento, alimentación y transporte gratis. Se les trata de facilitar una multitud de beneficios, pero el resto depende solo de usted.

Usted es el que tiene que tomar la iniciativa e informar a su equipo de salud sobre cualquier inquietud o preocupación.

Pregunte sobre las nuevas técnicas de prevención, o sobre métodos para mantener su bienestar. Infórmele al médico si toma medicinas o terapéuticos alternativos.

Si piensa que toma muchas medicinas o no pueden pagarlas todas, hable con su médico sobre la posibilidad de reducir sus medicinas.

Reduzcan la cantidad de medicamentos que toman.

(Hablen con su médico de cabecera antes de eliminar cualquier medicamento).

Parece que nos hemos convertido en una sociedad adicta a las medicinas, ya que todo parece ser resuelto a base de pastillas,

compuestos y recetas médicas. En average, el número de medicamentos que usted como paciente está tomando, sigue en aumento. No solo la cantidad de medicamentos, sino el precio que usted tiene que pagar de su bolsillo continúa en aumento, tomando en cuenta que la mayoría de las medicinas son genéricas.

Según un reporte en el 2003, personas mayores de 65 años, representan un 13% de la población, pero forman el 42% de todos los gastos de medicinas. Del 2000 al 2003, hubo un aumento de un 44% , solamente en los gastos totales de medicinas.

No es difícil de encontrar pacientes que toman una multitud de medicamentos, en

muchos casos sin entender su indicación o saber porque la toman.

Debemos de reconocer que muchas veces el malestar que usted siente puede ser debido a la cantidad de medicina o al efecto de los medicamentos propios.

Las medicinas utilizadas para combatir la acidez y la gastritis son un buen ejemplo.

Hoy día, hay muchos pacientes que han estado tomando medicamentos para combatir la acidez, por larga duración. Medicamentos como el Omeprazol, Prevacid®, la tableta violeta/morada (Nexium®) y otras parecidas. Tabletas indicadas para tratamiento de ulceras y estados de híper secreción de ácido gástrico que son indicadas por un total de

4 a 6 semanas, y en muy pocos casos hasta 12 semanas.

Hay peligros con el uso continuo (más de 12 semanas) de esta clase de medicinas.

Estos medicamentos actúan disminuyendo la producción de ácido gástrico. Disminuye la acidez del estómago y las células que la revisten. Al disminuir la acidez, en poco tiempo afecta las bacterias y los microorganismos que forman el microbiomo. Esto causa alteración y desbalance, aumentando las bacterias y microorganismos que a su vez son responsables por trastornos digestivos. Lo que se crea es una continuación de malestares estomacales, de hinchazón, distensión y dolor abdominal inespecífico. Los mismos

síntomas por los cuales se inició el tratamiento con estas medicinas.

Los antibióticos juegan un papel similar, ya que hay pacientes que hasta resuelven dolores y achaques a base de antibióticos. En parte, es culpa de nosotros los médicos por querer complacer a los pacientes, y darle estas recetas sin necesidad.

Muchos pacientes al tratar de eliminarles estas pastillas, actúan de manera parecida a aquellos que padecen de adicciones. Encuentro pacientes que ofrecen una variedad de razones y excusas por los cuales no creen que pueden suspender la medicina y algunos hasta se ponen un poco molestos y agresivos.

Saber que medicamentos toman.

Es muy importante que usted sepa que medicinas está tomando en la actualidad. Es difícil recordarse de los diferentes nombres de estos, pero no piense que sus medicinas estarán listadas en la hoja clínica, ya que muchas veces los pacientes se ven con múltiples especialistas, y cada uno puede cambiar y añadir medicinas.

Se le recomienda que todo paciente tenga escrito en un papel el nombre de las medicinas que toman con sus dosificaciones y de acostumbrarse de siempre tener consigo, esta lista. Es tan importante como su licencia de conducir y otros papeles de identificación que siempre tienen en su persona cuando salen a la calle. De esta manera, en cualquier

situación inesperada donde necesite acudir a un hospital, o un médico y no hay acceso de su historial, se podrá determinar mucho de sus padecimientos al revisar sus medicinas. También es necesario para situaciones de posible intoxicación o efectos adversos.

El Fumar.

Si fuma, deje de fumar. Con una prevalencia de 20%, el fumar es la principal causa de muerte evitable en los EEUU. Más de 450,000 personas mueren prematuramente cada año en los EEUU. El cigarrillo contiene toxinas que además de producir cáncer de pulmón, lengua, garganta, esófago y vejiga, produce un aumento en la secreción de ácido gástrico y

reflujo gástrico. A nivel arterial acelera la aterosclerosis, estimula agregación de plaquetas y produce vasoconstricción que causa aumento de la presión. Esa vasoconstricción es el responsable de infarto, apoplejía, dolor de pecho, arritmias enfermedad arterial periférica, espasmo coronario e impotencia. Incluso un solo cigarrillo al día, aumenta eventos cardiovasculares, como los mencionados. Cuando deje de fumar se ahorraran el costo de por lo menos una caja al día, tendrán mejor calidad de vida, vivirán más años, tendrán más energía y no olerán a cenicero. Su riesgo de muerte cardiaca además, se reduce por un 36%.

No piense que los cigarrillos "Light" o de baja nicotina son menos dañinos. Al contrario, son peores productores de

cáncer y enfermedad, debido a los compuestos químicos utilizados durante su fabricación.

Existen apoyos para ayudarle a dejar de fumar. Medicamentos, parches, chicles, acupuntura y otras técnicas disponibles para asistirles. Hable con su médico o proveedor de salud y pida ayuda.

No se deje vencer, si intenta dejar de fumar y falla. Recuerde que está combatiendo una adicción y puede ser que se tome varios intentos antes de lograr dejar el vicio. Continúe tratando que eventualmente, si se puede lograr. A mí me tomó 3 intentos para dejar de fumar, después de fumar por 20 años.

<u>Eviten pruebas diagnósticas, cardíacas innecesarias.</u>

No existe el hacer una prueba de esfuerzo (la estera), de rutina.

Esta prueba, como todas las pruebas médicas tienen indicaciones específicas. Lo que ha existido por años, es la sobre-utilización por parte de nosotros los cardiólogos, algunos médicos primarios y por pacientes que la exigen.

Cardiólogos en algunas ocasiones realizan estas pruebas no tanto para el diagnóstico de enfermedades cardiovasculares, sino más bien como una fuente de ingreso adicional. (No creo que existan muchas personas hoy día que se sorprenderán por esta declaración y por eso lo menciono).

Otros médicos se encuentran inundados de pacientes y muchas veces es más fácil de mandar pruebas, o piensan que están ayudándole al especialista al ordenar pruebas diagnósticas.

Finalmente, muchos pacientes piden, como si fuera su derecho, que se le realice toda clase de investigación, incluyendo prueba de esfuerzo cada año, de forma rutinaria, sin sintomatología y sin necesidad.

Todo, lo que ha resultado en un aumento desproporcionado en los gastos utilizados, en pruebas diagnósticas cardiológica durante los últimos años.

Lo que usted como paciente no se da cuenta es de la cantidad de falsos positivos que puede ocurrir con estas pruebas, especialmente cuando es realizado e

interpretado por personas que no conocen al paciente, como sucede en la mayoría de los casos. Los pacientes típicamente son vistos por un médico general o un cardiólogo que ordena la prueba. Luego se les envía a un centro diagnóstico donde se le es supervisado por otro médico que nunca ha tratado al paciente y finalmente los resultados son leídos e interpretada por aún otro individuo que solo interpreta las imágenes.

Todas las semanas, veo por lo menos un paciente que no tenía razón de haberse hecho una prueba, pero que ahora es referido para una segunda opinión o recomendación, debido a que la prueba salió positiva. Ahora, comienza el proceso de más investigación, incluso invasivos, para aclarar los resultados.

Ya no se está tratando al paciente, sino a los resultados de las pruebas del paciente.

Deben recordar también que muchas pruebas, especialmente la prueba de estera nuclear, utiliza radiación para producir las imagines y por supuesto cada examen expone al paciente a niveles altos de radiación.

La tecnología avanzada costosa, desgraciadamente ha reemplazado la historia clínica y el examen físico. Se ha perdido el arte de la interpretación del historial del individuo a favor de las pruebas.

Usted como paciente puede pensar que mientras más prueba, mejor su cuidado, pero todo lo contrario.

No existe ninguna prueba, por sofisticada que sea, que pueda con certeza y sin fallo, diagnosticar todo los padecimientos o descartar los padecimientos en el individuo. No existe prueba que reemplace, los oídos, la vista, la entrevista y el examen físico de la persona.

Toda prueba que existe debe ser utilizada para confirmar o descartar el diagnostico tentativo que se debe establecer durante las visitas médicas.

Las pruebas diagnósticas son beneficiosas y de alto valor, siempre y cuando son indicadas apropiadamente.

Recuerde que toda prueba tiene repercusión. Antes de realizar cualquier prueba, debe de hacerse la pregunta, de lo

que está dispuesto a hacer con resultados inesperados que ocurran de la prueba.

<u>Abuso y Fraude</u>

Finalmente, cuide su información y detalles médicos personales. Nunca le dé el número de su tarjeta de Medicare o seguro de salud a nadie.

Considere y trate su tarjeta de Medicare, Medicaid y de seguro de salud como una tarjeta de crédito. Nadie le entregaría a un desconocido sus números o informe personal y lo mismo se aplica a sus tarjetas relacionadas con la salud. Hay muchas estafas y charlatanes que se aprovechan de uno y cometen fraude utilizando su información médica personal. Recuerde que previniendo el abuso de estos

permitirá que usted y sus familiares puedan seguir disfrutando de los diversos beneficios y recursos disponibles del cuidado de su salud.

Para mas informe puede dirigirse a su médico, plan de salud, o a medicare.gov.

Les deseo a todos, buena salud.

Sobre el Autor

El Dr. Jorge Bordenave es médico en práctica privada en Miami. Es Cardiólogo y Médico Integrativo.

Es profesor asistente de la escuela de medicina del Florida International University, y es lector de cardiología para residentes de medicina familiar y medicina interna.

Ha recibido varios galardones por excelencia en el tratado de pacientes diabéticos y cardiacos y da charlas sobre temas de la salud.